# BEI GRIN MACHT SICH IHR WISSEN BEZAHLT

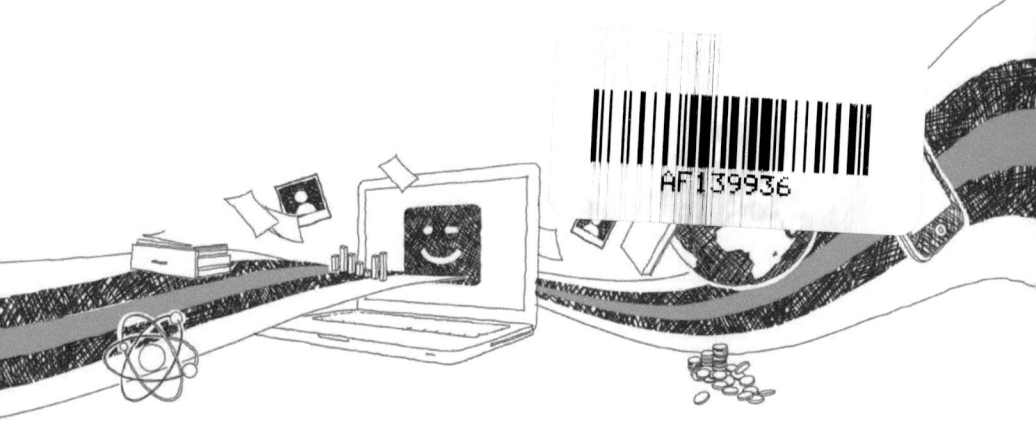

- Wir veröffentlichen Ihre Hausarbeit, Bachelor- und Masterarbeit

- Ihr eigenes eBook und Buch - weltweit in allen wichtigen Shops

- Verdienen Sie an jedem Verkauf

## Jetzt bei www.GRIN.com hochladen und kostenlos publizieren

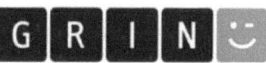

**Bibliografische Information der Deutschen Nationalbibliothek:**

Die Deutsche Bibliothek verzeichnet diese Publikation in der Deutschen National-
bibliografie; detaillierte bibliografische Daten sind im Internet über http://dnb.d-
nb.de/ abrufbar.

**Impressum:**

Copyright © 2012 GRIN Verlag, Open Publishing GmbH
Druck und Bindung: Books on Demand GmbH, Norderstedt Germany
ISBN: 9783668251595

**Dieses Buch bei GRIN:**

http://www.grin.com/de/e-book/335158/zukunftstrends-in-der-medizintechnik-sind-
krankheiten-immer-besser-heilbar

Joachim Krautter

**Aus der Reihe: e-fellows.net stipendiaten-wissen**

e-fellows.net (Hrsg.)

Band 1866

# Zukunftstrends in der Medizintechnik. Sind Krankheiten immer besser heilbar?

GRIN Verlag

**GRIN - Your knowledge has value**

Der GRIN Verlag publiziert seit 1998 wissenschaftliche Arbeiten von Studenten, Hochschullehrern und anderen Akademikern als eBook und gedrucktes Buch. Die Verlagswebsite www.grin.com ist die ideale Plattform zur Veröffentlichung von Hausarbeiten, Abschlussarbeiten, wissenschaftlichen Aufsätzen, Dissertationen und Fachbüchern.

**Besuchen Sie uns im Internet:**

http://www.grin.com/

http://www.facebook.com/grincom

http://www.twitter.com/grin_com

Universität Hohenheim

Institut für Betriebswirtschaftslehre

Fachgebiet Umweltmanagement

**Zukunftstrends in der Medizintechnik:**

**Sind Krankheiten immer besser heilbar?**

Im Rahmen des Seminars Umweltmanagement

Eingereicht am Fachgebiet Umweltmanagement

von:

Joachim Krautter

5. Semester

Abgabetag:

26.04.2011

# Inhaltsverzeichnis

# Abbildungsverzeichnis

# Tabellenverzeichnis

# Abkürzungsverzeichnis

| | |
|---|---|
| Abb. | Abbildung |
| Allg. | allgmein(e) |
| BIP | Bruttoinlandsprodukt |
| BMBF | Bundesministerium für Bildung und Forschung |
| BMWi | Bundeswirtschaftsministerium |
| BVMed | Bundesverband Medizintechnologie e.V. – Medizintechnik |
| Bzw. | Beziehungsweise |
| DIMDI | Deutsches medizinisches Institut für Dokumentation und Information |
| EPO | European Patent Organization (Europäisches Patentamt) |
| etc. | et cetera (und so weiter) |
| FuE | Forschung und Entwicklung |
| GKV | Gesetzliche Krankenversicherung |
| HTA | Health Technology Assessment |
| HWWI | Hamburgisches Weltwirtschaftsinstitut |
| IuK | Informations- und Kommunikation (-technologien) |
| Med. | Medizinisch |
| MedTech | Medizintechnik |
| p.a. | per année (pro Jahr) |
| u.a. | Unter anderem |
| Vgl. | Vergleiche |
| WHO | World Health Organization (Weltgesundheitsorganisation) |
| z.B. | zum Beispiel |

# 1 Einleitung

„Es gibt Tausend Krankheiten, aber nur eine Gesundheit"[1], sagte einmal der deutsche Philosoph Arthur Schopenauer. Eine andere Redewendung lautet „Hauptsache gesund". Es ist unabstreitbar, dass das Gesundheitsbewusstsein in Deutschland in den letzten Jahren stark zugenommen hat.[2] Die Ausgaben für Gesundheit betrugen in Deutschland im Jahr 2010 278 Mrd. €, 11,6% des BIP, in der Branche sind 5,4 Millionen Menschen beschäftigt, das sind 13,5% aller Arbeitsplätze. Damit ist der Gesundheitssektor wichtiger als die Automobilbranche.[3] Eine Teilbranche des Gesundheitsmarktes ist innovativer als alle anderen. Sie ist aus unserem Leben nicht mehr wegzudenken und doch ist sie vielen unbekannt. Sie setzt Trends und sorgt dafür, dass viele Krankheiten immer besser heilbar sind: Die Medizintechnik. Verbandsmaterialien, Spritzen, Herzschrittmacher, Prothesen, Röntgenbild und Kernspintomographie gehören zu unserem Lebensalltag.

Doch es stellt sich die Frage, wie innovativ diese Branche tatsächlich ist, sind Krankheiten wirklich besser heilbar als früher? Welche Zukunftstrends und Innovationen erwarten uns? Stehen wir am Anfang einer medizintechnischen Revolution? Sind Aufwand und Nutzen in einem angemessenen Verhältnis? Diese Fragen sollen im Rahmen dieser Seminararbeit erörtert werden.

# 2 Begriffserklärungen

## 2.1 Trend und Innovation

Ein Trend ist eine „über einen gewissen Zeitraum bereits zu beobachtende, statistisch erfassbare Entwicklungstendenz"[4]. Es handelt sich um gegenwärtig erkennbare und deshalb auch bezüglich ihrer weiteren Entwicklung, sowohl quantitativ als auch qualitativ einschätzbare Veränderungen unserer Umwelt.[5] Marktwirtschaftlich gesehen, geht es folglich darum, in welche Richtung sich ein Markt entwickelt.[6]

Innovationen haben das Potential Trends zu setzen. Doch ist der Begriff der Innovation in der Literatur nicht eindeutig definiert. Er wird abgeleitet von der lateinischen Silbe „innovatio", welche Erneuerung bedeutet. Es handelt sich also um „etwas Neues". Dies lässt allerdings

---

[1] Bullinger (2007), S. 36.
[2] Vgl. Schneider (2010), S. 6.
[3] Vgl. BVMed (Hrsg.) (2011b), S. 2.
[4] Langenscheidt, Duden (Hrsg.) 2011.
[5] Vgl. Decker (2008), S. 56.
[6] Vgl. Linder/Tietz (2008) S. 287.

Raum für unterschiedliche Interpretationen.[7] Nach Hauschildt sind Innovationen neue Produkte oder Verfahren, die sich von ihren Vorgängern deutlich unterscheiden.[8] Joseph Schumpeter, der Begründer der Innovationsforschung, trennt allerdings zwischen Innovation und dem reinen technischen Fortschritt. Erst die Markteinführung einer neuen Kombination von Produktionsfaktoren ist es, die eine Erfindung (Invention) zur Innovation macht.[9] Innovationen zeichnen sich durch hohe Komplexität und Unsicherheit aus. Ursache hierfür kann sein, dass der zeitlicher Ablauf anfangs unklar ist, oder auch die Tatsache, dass Innovationen viele Abteilungen und ihre wechselseitige Zusammenarbeit im Unternehmen erfordern. Neben möglichen Veränderungen der rechtlichen, politischen und wirtschaftlichen Verhältnisse besteht vor allem eine hohe Unsicherheit in Bezug auf die Marktakzeptanz und den Erfolg des Produkts. Von allen neu auf den Markt gebrachten Produkten schafft es nur etwa ein Viertel sich dauerhaft durchzusetzen.[10]

Die Weltgesundheitsorganisation sieht Innovationen in Bezug auf Gesundheit als das Ergebnis von Forschung, die neue medizinische Erkenntnisse hervorbringt.[11] Dies erscheint gerade im Bezug auf die Medizintechnik nachvollziehbar, denn in Anbetracht der hohen Komplexität heutiger medizintechnischer Produkte sind Innovationen ohne die aktive wissenschaftliche Suche danach, nur schwer vorstellbar.

Im Bezug auf Medizinprodukte kann der Begriff Innovation möglicherweise nur als der gemeinsame medizinische und ökonomische Fortschritt verstanden werden. Demnach würde es sich dann um Innovationen handeln, wenn im Vergleich zu etablierten Methoden und Produkten, bei geringeren oder zumindest gleichbleibenden Kosten, ein höherer medizinischer Nutzen erbracht wird, oder der Nutzen- den Kostenzuwachs übertrifft.[12] Gerade der ökonomische Nutzen der Innovation spielt im Anbetracht steigender Kosten im Gesundheitswesen eine wesentliche Rolle. [Vgl. 4.2]

## 2.2 Medizintechnik

Der medizinische Fortschritt umfasst verschiedene Gebiete, darunter Pharmakologie, Medizin und die Organisation des Gesundheitswesens. Im Rahmen dieser Arbeit soll aber nur auf die Medizintechnik eingegangen werden. Sie basiert hauptsächlich auf den ingenieurwissenschaftlichen Disziplinen Maschinenbau, Werkstoff- und Elektrotechnik. Zunehmend ist ein

---

[7] Vgl. Richter (2007), S. 11-13.
[8] Vgl. Hauschildt (1997), S. 6.
[9] Vgl. Reimers (2008), S. 25-26..
[10] Vgl. Richter (2007), S. 14-16.
[11] Vgl. Cepton (Hrsg.) (2007a), S. 12.
[12] Vgl. BVMed (Hrsg.) (2011a), S. 15.

Trend erkennbar, dass diesen klassischen Bereichen drei weitere technologische Grundrichtungen hinzugefügt werden: Computerisierung, Miniaturisierung und Molekularisierung [Vgl. Kapitel 3.2].[13]

Auch für den Begriff Medizintechnik fehlt es an einer einheitlichen Definition. Es ist eine Zusammenführung der Wörter Medizin und Technik. Medizin ist die Wissenschaft, die sich mit der Krankheit und Gesundheit von Lebewesen beschäftigt. Technik steht dagegen für die kontrollierte Nutzung und sachdienliche Anwendung der von der Natur gegebenen Rohstoffe und Energien. Der Begriff Medizintechnik entstand mit der industriellen Fertigung technischer Medizinprodukte Anfang des 20. Jahrhunderts. Im Gegensatz zu Arzneimittel wirken medizintechnische Produkte in der Regel physikalisch. Es handelt sich um technische Apparate, Systeme und Instrumente, die ihre Anwendung in den Bereichen Prävention, Diagnose, Pflege, Therapie und Rehabilitation finden [vgl. Anhang 1].[14]

## 2.3 Gesundheit und Krankheit

Die WHO definiert Gesundheit folgendermaßen: „Health is a state of complete physical, mental and social wellbeing and not merely the absence of disease or infirmity."[15] Demnach drückt Gesundheit ein umfassendes gesundheitliches Wohlbefinden aus, weit mehr als die Abwesenheit von Krankheit, aber auch einen schwer erreichbaren Zustand.

Unter Krankheit wiederum versteht man eine Störung des körperlichen Gleichgewichts.[16] Dies umfasst auch seelische und soziale Aspekte. Dabei ist es wichtig zwischen den Ursachen und den von ihnen verursachten – in der Regel diagnostizierbaren – Symptomen zu unterscheiden.[17]

# 3 Markt für Medizintechnik

## 3.1 Historische Entwicklung

Wer bei der Medizintechnikbranche an Hightech denkt, der liegt richtig. Dennoch liegen ihre Ursprünge Jahrtausende zurück. Da eine vollständige chronologische Darstellung der historischen Entwicklung im Rahmen dieser Arbeit nicht möglich ist, soll anhand einiger exemplarischer Meilensteine gezeigt werden, wie sich die Medizintechnik entwickelt hat.

---

[13] Vgl. Reimers (2009), S. 32
[14] Vgl. Rüth (2007), S. 2-3;
[15] Meyer (1993), S. 17.
[16] Vgl. Schmidt/Unsicker (2003), S. 1632.
[17] Vgl. Statistisches Bundesamt (Hrsg.) (2011a)

Die Anfänge gehen zurück bis auf unsere Urvorfahren, die erfinderisch Muscheln, Steinmesser oder auch Fischgräten nutzten um Wunden und Abszesse zu behandeln. Funde haben gezeigt, dass sogar erste Schädelöffnungen mithilfe von Kieselsteinen und Steinmesser durchgeführt und überlebt wurden [vgl. Anhang 2]. Ägypter und Asiaten sammelten wertvolle Erkenntnisse, doch geriet dieses Wissen immer wieder in Vergessenheit.[18] Die ersten Grundsteine in Richtung der modernen Heilkunde legte der Grieche Hippokrates (460-377 v. Chr.). Er nutzte bereits ein Proktoskop zur Darminspektion und öffnete Abszesse mithilfe eines glühenden Holzstabes.[19]

Die zur medizintechnischen Therapie zählende künstliche Ernährung, hatte ihre Anfänge bei den Ägyptern (3400 v. Chr.[21]) und Griechen, die Patienten mit Klistiere, bestehend aus Absinth, Bier, Honig, Schafmilch und Wein, ernährten. Ein prominentes Beispiel der rektalen Ernährung ist der US-amerikanische Präsident James Garfield (1831-1881). Nach einem Attentat wurde er knapp 80 Tage lang rektal mit einer Mischung aus Whiskey, Eiern und Fleischbrühe ernährt.[20] In Europa gab es schon im 12. Jahrhundert dokumentierte Versuche Patienten mittels einer durch den Rachenraum eingeführten Silberkanüle zu ernähren.[21]

Götz von Berlichingen (1480-1562), der im Krieg seine Hand verlor, ist der erste bekannte „Vertreter" der Prothetik. Man fertigte ihm eine Eisenhand-Prothese, deren Finger mithilfe von Zahnrädern fixiert werden konnten und es so ermöglichten ein Schwert festzuhalten. Revolutioniert wurde die Prothesentechnik von Ferdinand Sauerbruch. 1916 gelang es ihm die Bizepsmuskulatur für die Steuerung der Prothesen einzusetzen.[22]

Eine lange Geschichte hat die Behandlung von Herzkrankheiten. Im Jahr 1964 erkannte Charles Dotter durch einen Zufall, welches Potential in der Öffnung von Venen mithilfe von Stents möglich sein könnte. Der erste Herzschrittmacher – mit einer Batterielebenszeit von 24 Stunden – wurde 1958 erstmals implantiert, 1992 folgte der Herz-Kreislauf-Schrittmacher. Berichte über elektrische Wiederbelebungsversuche finden sich aber schon aus dem Jahre 1774. 1888 konnten Forscher erstmals das Kammerflimmern an einem Tierherz beenden.[23]

Das erste Gerät zur Erkennung von Herzkrankheiten wurde 1876 erfunden. Nach Weiterentwicklungen konnte schon 1918 ein Herzinfarkt diagnostiziert werden, ab 1929 kamen erste tragbare Geräte auf den Markt.[24]

---

[18] Vgl. BVMed (Hrsg.) (2004), S. 4.
[19] Vgl. Rüth (2007), S. 125.
[20] Vgl. Stanschus (2006), S. 62.
[21] Vgl. BVMed (Hrsg.) (2004), S. 21.
[22] Vgl. BVMed (Hrsg.) (2004), S.14.
[23] Vgl. BVMed (Hrsg.) (2004), S. 16, 19.
[24] Vgl. Rüth (2007), S. 17.

1929 war auch das Jahr, indem Philip Dinker die „eiserne Lunge" entwickelte, einen Apparat zur maschinellen Beatmung. Die Sterblichkeitsrate von betroffenen Patienten senkte sich um 50%.

Erste erwiesene Operationen am Auge fanden seit 500 v. Chr. in Asien statt. Bei bis dahin geringen Erfolgen gelang Jaques Daviel 1745 ein großer Fortschritt in der Operation des Grauen Stars. Mit verschiedenen Instrumenten war es ihm möglich die getrübte Augenlinse vollständig zu entfernen. Die nächste Revolution kam jedoch erst 1950, als Harold Ridley die geschädigte Naturlinse mit einer Plexiglas®-Intraokularlinse ersetzte. Heute verwendete Silikonlinsen machen den Patienten unabhängig von Kontaktlinsen und Brille.[25]

Das Stethoskop mit dessen Hilfe innere Organe abgehört werden können, ist vielen als das Berufssymbol der Ärzte bekannt. Erfunden wurde es 1819 vom Pariser Arzt Théophile Laennec. Vom anfänglichen Holzrohr wurde es bald zum Schlauchstethoskop weiterentwickelt und ist heute meistens mit elektroakustischem Wandler und Verstärker ausgestattet [vgl. Anhang 2].[26] Seit 2004 sind Stethoskope erhältlich, die Herzuntersuchungen mittels Ultraschall ermöglichen.[27]

Die erste Magenspiegelung gelang 1868 Adolf Kussmaul. Mithilfe eines geraden Rohres und einer Kerze als Lichtquelle, nahm er Einsicht in den Magen eines Schwertschluckers.[28] Dies war ein großer Schritt, denn trotz Versuche im Altertum, fehlte es über Jahrtausende an medizinischen Instrumenten und Geräten zum „Hinschauen, Durchleuchten und Inscheibenschneiden"[29]. Heute liefern modernste, auf Magnetresonanz basierende Kernspintomographen, detaillierte 3D-Bilder des Körperinneren. Geboren wurde diese Technik 1895 mit der Entdeckung der Röntgenstrahlen. Interessant ist, dass man 1970 dachte, die Röntgentechnik hätte ihren Höhepunkt erreicht. Doch der Fortschritt ließ sich nicht von diesem Irrtum aufhalten.[30]

## 3.2 Medizintechnische Zukunfts-Trends

Vor allem in den letzten Jahrzehnten hat die Zahl der Innovationen in der MedTech-Branche massiv zugenommen und doch lässt sich bereits eines sagen: „Wir stehen [erst] am Beginn einer medizintechnologischen Revolution"[31]. Ausschnittsweise sollen nun die Haupttrends der medizintechnischen Entwicklung vorgestellt werden. Gemäß einer Studie des BMBF,

---

[25] Vgl. BVMed (Hrsg.) (2004), S. 10, 12.
[26] Vgl. Rüth (2007), S. 14-15.
[27] Vgl. BVMed (Hrsg.) (2004), S. 9.
[28] Vgl. Rüth (2007), S. 21.
[29] Bley (1994), S. 225.
[30] Vgl. Rüth (2007), S. 23, 30.
[31] BVMed (Hrsg.) (2011a), S. 29.

sind dies die Computerisierung, Molekularisierung und Miniaturisierung. Diese basieren vornehmlich auf vier zukunftsweisenden Schlüsseltechnologien. Die Computerisierung profitiert vor allem durch die Fortschritte im Bereich der IuK-Technologien. In der Miniaturisierung sind es die Mikrosystemtechnik und die Nanotechnologie. Zell- und Biotechnologie sind dagegen die Säulen der Molekularisierung. Immer entscheidender für die Lösung zukünftiger Probleme wird es sein, dass die unterschiedlichen Disziplinen zusammenwachsen und sich synergetisch ergänzen.[32]

Die Nano-Biomedizin wird neue Standards im Bereich der Diagnostik setzen. Sogenannte „Lap-on-a-Chip"-Systeme sollen dem Patienten implantiert werden und dann hunderte von Analysen durchführen, ohne dass eine Laboruntersuchung notwendig ist. Eine konkrete Anwendungsform sind implantierte Blutzucker-Überwachungsgeräte.

Einige Nano-Forschungen entwickeln kleinste Partikel, die wie Roboter eingesetzt werden um im menschlichen Körper Viren, Bakterien und sogar Tumore anzugreifen oder Medikamente gezielt zu einer gewünschten Zelle bringen („Drug Delivery").[33]

Neue minimal-invasive Operationstechniken sorgen für weniger Verletzungen beim Patienten im Rahmen der Behandlung. Kleinste Zugänge genügen um dann im Körperinneren mit Sonden zu diagnostizieren und operieren. Dadurch verkürzen sich die Krankenhausaufenthalte und Genesungszeiten.[34] Ambulante Operationen haben sich von 2002 bis 2008 verdreifacht und machen stationäre Aufenthalte in vielen Fällen überflüssig.[35]

Generell profitieren Behandlungen von einem systematischen Wissensmanagement im Hintergrund. Das heißt alle ähnlichen Fälle der Vergangenheit werden IuK-gestützt analysiert und optimale Diagnostik- und Therapieansätze daraus abgeleitet.[36]

Die sogenannte Telemedizin ermöglicht es, dass auch Patienten in abgelegenen Regionen optimal betreut werden. Implantate oder Sensoren am Körper überwachen den Gesundheitszustand und übermitteln ihre Ergebnisse über Mobilfunk und Internetverbindung direkt an den betreuenden Arzt.[37]

Kombinationen von Computerisierung und Miniaturisierung ermöglichen beispielsweise in Prothesen integrierte Chipsensoren, die die patientenindividuelle Einstellung optimieren.[38]

Biomaterialien haben stetig bessere biomimetische (natürliche Funktionen imitierende) Eigenschaften und revolutionieren die regenerative Medizin. Anstatt verletzte Haut, Knochen

---

[32] Vgl. BMBF (Hrsg.) (2005), S. 16,17.
[33] Vgl. BVMed (Hrsg.) (2004), S. 23, 25, 26.
[34] Vgl. BVMed (Hrsg.) (2006), S. 3. und MDI (Hrsg.) (2007), S. 2
[35] Vgl. BMWi (Hrsg.) (2011), S.110; Abb 9 im Anhang 3.
[36] Vgl. BMBF (Hrsg.) (2005), S. 18.
[37] Vgl. Weikl-Leunissen (2010), S. 25.
[38] Vgl. Bullinger (2009), S. 24.

oder Blutgefäße mit künstlichen Prothesen zu ersetzen wird biotechnologisches Eigengewebe des Patienten – mithilfe von Nanotechnologie – gezüchtet, Abstoßungsreaktionen dadurch minimiert. Die Fortschritte reichen bis hin zu mitwachsenden Herzklappen.[39]

## 3.3 Aktuelle Marktsituation (in Deutschland)

Die deutsche Industrie der Medizintechnik ist mit einem Umsatzanteil von 1,4% im gesamten verarbeitenden Gewerbe eine vergleichsweise kleine Branche. Sie ist allerdings hoch innovativ und gekennzeichnet durch ein starkes Wachstum in den letzten Jahren. Seit 1998 wuchs ihr Umsatz im Durchschnitt 5% p. a.. Dieser Trend wird sich vermutlich bis 2030 fortsetzen. Bedingt durch die Wirtschaftskrise ging der Umsatz 2009 erstmals leicht zurück (-4,3%). Ursächlich ist der starke Exportanteil von über 60%. Bereits 2010 erholten sich die Umsätze wieder deutlich.[40]

**Tabelle 1: Umsätze der deutschen Medizintechnikindustrie**

| in Mrd. € | 2006 | 2007 | 2008 | 2009 | 2010 |
|---|---|---|---|---|---|
| Auslandsumsatz | 10,2 | 11,3 | 12,5 | 11,4 | 12,8 |
| Inlandsumsatz | 6,1 | 6,4 | 6,6 | 6,9 | 7,2 |
| Gesamtumsatz | 16,2 | 17,7 | 19,1 | 18,3 | 20,0 |

Quelle: Eigene Darstellung in Anlehnung an BVMed (Hrsg.) (2011b), S. 3 / Statist. Bundesamt.

Im Inland lebt der Markt vor allem von der öffentlichen Finanzierung (Anteil der GKV an den Gesundheitsausgaben: 67%[41]). Vorteilhaft daran ist, dass Investitionen sicherer und längerfristiger planbar sind.[42] Der Weltmarkt hatte Schätzungen zufolge 2007 ein Volumen von 220 Mrd. €. Deutschland liegt mit einem Anteil von 23 Mrd. auf Rang drei hinter den USA (90 Mrd. €) und Japan (25 Mrd. €).

**Abbildung 1: Globale Marktanteile Medizintechnik nach Ländern (2006)**

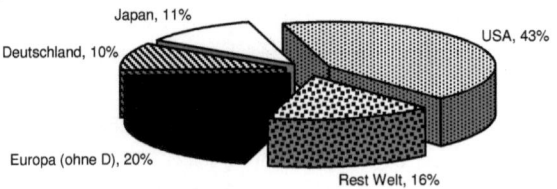

Quelle: Eigene Darstellung, in Anlehnung an Partisch (2006), S. 4.

---

[39] Vgl. BVMed (Hrsg.) (2006), S. 2-3 bzw. BVMed (Hrsg.) (2011b), S. 27-28.
[40] Vgl. BMWi (Hrsg.) (2011), S. 105,116.
[41] Vgl. BMWi (Hrsg.) (2011), S. 109.
[42] Vgl. Weikl-Leunissen (2010), S.23.

Bis 2020 wird in den Industrieländern ein Wachstum zwischen 3 und 4% erwartet. In den Schwellenländern sogar zwischen 9 und 16% – das ist zweimal so viel, als das erwartete Wachstum des jährlichen Bruttoinlandsprodukts.[43]

**Abbildung 2: Deutsche Medizintechnikexporte 2009**

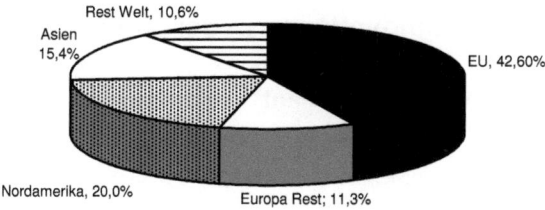

Quelle: Eigene Darstellung in Anlehnung an Spectaris (Hrsg.) (2010), S.24.

Die Ausgaben für FuE betragen durchschnittlich 9% des Umsatzes und sind damit mehr als doppelt so hoch als im verarbeitenden Gewerbe (3,8%). Dieser Forschungsaufwand scheint sich zu lohnen – rund ein Drittel des Umsatzes wird mit Produkten generiert, die jünger sind als drei Jahre.[44] Forschungstreibend sind dabei 17% der Unternehmen. Hier liegt die Med-Tech Branche knapp unter dem Industriedurchschnitt von 20%, denn vor allem kleinere Unternehmen können sich Forschungsaktivitäten aufgrund hoher Einstiegskosten nicht leisten. Obwohl die Medizintechnik nur 1,4% der Industrie verkörpert, meldete sie im Jahr 2009 12,2%[45] aller Patente an und liegt damit deutlich vor anderen hochinnovativen Branchen.[46]

**Abbildung 3: Top 5 Patentanmeldungen 2009 Europäisches Patentamt**

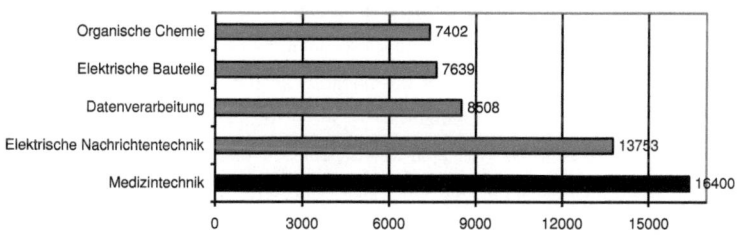

Quelle 1: Eigene Darstellung, in Anlehnung an Europäisches Patentamt (Hrsg.) (2011) S. 17.

Die MedTech-Branche beschäftigt 170.000 Menschen in mehr als 11.000 Unternehmen und ist stark mittelständisch geprägt. 95% der Unternehmen beschäftigen nicht mehr als 250 Mitarbeiter. Im Zeitraum 2000 bis 2008 stieg die Beschäftigung um 12%, während sie bei-

---

[43] Vgl. F.A.Z. (2011), S.1 bzw. BVMed (Hrsg.) (2011a), S.5.
[44] Vgl. Spectaris (Hrsg.) (2010), S. 16, 23.
[45] Fehler in BVMed (Hrsg.) (2011b), Gemäß Europ. Patentamt (Hrsg.) (2011) S.16,17: 12,2%.
[46] Vgl. BMWi (Hrsg.) (2011), S. 113-114.

spielsweise in der Pharmaindustrie um 4% zurückging. Interessant ist ebenfalls, dass jeder Arbeitsplatz der MedTech Branche weitere 0,75 Arbeitsplätze in anderen Wirtschaftssektoren erhält.[47]

# 4 Bewertung von Innovationen in der Medizintechnik

## 4.1 Health Technology Assessment

In Anbetracht wachsender Kosten für die Gesundheitsversorgung stellt sich die Frage, wie die Ausgaben für den medizinischen Fortschritt bewertet werden können. Eine sich zunehmender Anwendung erfreuende Möglichkeit stellt Health Technology Assessment dar. Es bezeichnet die systematische Bewertung von medizinischen Verfahren und Technologien hinsichtlich Wirksamkeit, Kosten, aber auch Ethik, sozialen und juristischen Faktoren. Ziel ist es Entscheidungen im Gesundheitswesen transparent und nachvollziehbar zu machen. Gewährleistet werden soll dies, indem Produkte und Methoden wissenschaftlich systematisch und anhand einheitlicher Maßstäbe geprüft werden.[48] Genutzt wird vor allem die Methodik der Sekundäranalyse, das heißt im Zuge einer internationalen Literaturanalyse werden vorhandene wissenschaftliche Studienergebnisse ausgewertet. Wo nötiges Wissen fehlt, wird es auch empirisch erhoben.[49] In Deutschland ist das DIMDI-Institut verantwortlich für das öffentliche Health Technology Assessment.

HTA dient als Entscheidungshilfe für die Politik, insbesondere den gesetzlichen Krankenversicherungen um über Aufnahme und Verbleib in ihrem Leistungskatalog zu entscheiden. Auch wenn der Grundgedanke des HTA sinnvoll erscheint, muss beanstandet werden, dass der Evaluierungsprozess noch immer sehr uneinheitlich abläuft, was dem Grundgedanken der Transparenz widerspricht.[50] Problematisch ist auch, dass bedingt durch die schnelle Wissensentwicklung, die zeitliche Gültigkeit der Ergebnisse begrenzt ist. Außerdem kann aufgrund finanzieller Restriktionen nur ein Ausschnitt der Medizintechnik einer HTA-Evaluierung unterzogen werden.[51]

## 4.2 Nutzen- oder Kostentreiber

Wie in Kapitel 3.3 gezeigt, ist die MedTech-Branche ein wahrer Wachstumsmotor. Wahrgenommen wird sie allerdings oftmals nur als Kostentreiber im Gesundheitshaushalt, obwohl

---

[47] Vgl. BVMed (Hrsg.) (2011a), S. 5.
[48] Vgl. Schulenburg (2007), S. 8,9,10.
[49] Vgl. Fischer/ Tragl (2000), S. 251.
[50] Vgl. Rüth (2007), S. 78,80.
[51] Vgl. TU-Berlin (Hrsg.) (2006), S. 11.

sie ebenso auch das Potential hat diesen zu entlasten. Durch eine Reduktion der indirekten Krankheitskosten entsteht ein bedeutender volkswirtschaftlicher Gewinn. Medizintechnologische Innovationen verbessern die Versorgung für den Patienten und verringern die Fallkosten, indem sie Krankenhausaufenthalte und Genesungszeiten reduzieren und es den Patienten ermöglichen schneller an ihren Arbeitsplatz zurückzukehren. Das heißt sowohl Patient als auch die Gesellschaft im Gesamten profitieren. Zwar fallen teilweise initiale Mehrkosten an, doch werden diese in der Regel durch geringere Folgekosten kompensiert.[52] Nach Ansicht des BVMed werden medizintechnische Innovationen häufig zu kurzfristig betrachtet. Der volkswirtschaftliche Gewinn wird erst deutlich, wenn Nutzen- und Kosteneffekte über den Gesamtverlauf betrachtet werden und nicht nur die teilweise hohen Initialkosten.[53] Weitere Effekte wie eine verlängerte Lebens- und Erwerbszeit, verbesserte Lebensqualität und Leistungsfähigkeit und daraus resultierende gesamtwirtschaftliche Wachstumseffekte dürfen nicht außer Acht gelassen werden. Deshalb darf der medizintechnische Fortschritt nicht nur an seinen Kosten, sondern muss auch an seinem Nutzen gemessen werden.[54] Kosten-Nutzen-Studien von Cutler und Mc Clellan haben ergeben, dass in den von ihnen untersuchten Krankheitsbildern (Herzinfarkt, Depression, Grauer Star) die innovationsbedingten Kostensteigerungen eindeutig durch den geschätzten Nutzen übertroffen wurden. In anderen untersuchten Gebieten entsprach der Nutzen- immerhin dem Kostenanstieg. Dies deckt sich mit einer Studie der amerikanischen „The Value Group", wonach der Wertzuwachs verbesserter Gesundheit in den letzten 20 Jahren die dafür aufgewendeten Ausgaben signifikant übersteigt. Die TU Berlin hat über die Jahre 2006 bis 2008 in mehreren Studien zahlreiche neue Produkte analysiert. Das Ergebnis war ein berechnetes volkswirtschaftliches Einsparpotential für Deutschland in Höhe von 2,7 Mrd. €. Die Studien beziehen sich in erster Linie auf direkte Einsparungen, die indirekten Kosteneinsparungen waren in den meisten Fällen nicht kalkulierbar. Dies deutet an, dass das wahre Sparvolumen wesentlich größer ist.[55] Eine Studie des BMWi aus dem Jahre 2011 hat ergeben, dass im Zeitraum 2003 bis 2008 ein Verlust von 22 Mrd. € an Bruttowertschöpfung durch Fortschritte der Gesundheitswirtschaft vermieden werden konnte. Allerdings kann keine genaue Aussage darüber getroffen werden, wie hoch dabei der Anteil medizintechnischer Innovationen ist. Breyer und Ulrich kommen zu dem Schluss, dass die Gesundheitsausgaben aufgrund der Medizintechnik jährlich um 1% steigen, führen dies aber auf reine Mengeneffekte zurück. Das HWWI errechnete 2007 in einer Simulation, die auch indirekte Kosten (in Form fehlender Arbeitszeit) berücksichtigt,

---

[52] Vgl. Krüger (2008), S. 1.
[53] Vgl. BVMed (Hrsg.) (2011b), S. 16.
[54] Vgl. Henke (2006), S. 16.
[55] Vgl. Kraft (2009), S. 1,3.

dass verbesserte Gesundheitsversorgung in Deutschland die Ausgaben für Gesundheit bis zum Jahr 2037 um 8% verringern wird. Der dennoch prognostizierte Anstieg der Gesamtkosten beruht vor allem auf der demographischen Alterung. [56] Trotz des ökonomischen Nutzens sei kritisch angemerkt, dass das Potential zur massiven Entlastung im Gesundheitssektor begrenzt sein dürfte, da die Medizintechnik nur einen Anteil von 8% im deutschen Gesundheitswesen ausmacht. [57]

## 4.3 Verbesserte Heilung: Drei Beispiele des Fortschritt

### 4.3.1 Drug Eluting Stents

Zur Vermeidung von Herzinfarkten hat sich der sogenannte BMS-Stent etabliert. Dabei handelt es sich um ein röhrenförmiges Metallgitter, das an verengten Herzkranzgefäßen eingesetzt wird. Dadurch wird verhindert, dass sich diese verschließen und einen Herzinfarkt auslösen. Allerdings bleibt das Risiko eines Wiederverschlusses (10-60%) ein unzureichend gelöstes Problem. Praktisch bedeutet dies, dass weitere Stents operativ gesetzt werden müssen.

Eine neue Innovation stellen der Drug-Eluting-Stent (DES) dar. Er enthält Medikamente, die zusätzlich einer Gefäßverengung entgegenwirken. Verschiedene Studien haben belegt, dass durch DES-Stents die Wahrscheinlichkeit einen neuen Stent einsetzen zu müssen, um 50-70% gesenkt wird. Zwar konnte eine generelle Senkung der Gesamtkosten nicht bestätigt werden. Doch bewirken die DES ebenso wenig eine Ausgabenerhöhung, denn die initialen Mehrkosten werden durch geringere Folgekosten kompensiert [Vgl. Anhang 4]. Gleichzeitig profitieren die Patienten von einer erhöhten Lebensqualität in Form der reduzierten Wiedereingriffe. [58] Kosteneffektiv ist der DES vor allem dann, wenn er patientenorientiert eingesetzt wird. Dies betrifft spezielle Risikogruppen wie Diabetiker und Menschen mit Bluthochdruck. [59]

### 4.3.2 iLA-Membranventilator®

Der iLA-Membranventilator® stellt die erste pumpenlose künstliche Lunge dar. Im Falle von Lungenversagen werden Patienten bisher über ein Beatmungsgerät versorgt. Dieses Verfahren wirkt sich jedoch schädigend auf die Lunge und andere Organe aus und kann zum Tod des Behandelten führen. Zudem muss der Patient in ein künstliches Koma versetzt werden, wodurch er nicht ansprechbar ist und künstlich ernährt werden muss.

---

[56] Vgl. BMWi (Hrsg.) (2011), S. 61-63,115.
[57] Vgl. Kraft (2009). S. 3.
[58] Vgl. Cepton (Hrsg.) (2007b), S. 19-22.
[59] Vgl. TU-Berlin (Hrsg.) (2006), S. 27-28.

Der 14 mal 14cm große iLA-Membranventilator® wird an der Leiste an den Blutkreislauf angeschlossen und wie jedes natürliche Organ mit Blut durchströmt. Dabei filtert er gleichzeitig schädliches Kohlendioxid heraus. Die Lunge des Patienten wird entlastet und kann dadurch schneller zur Spontanatmung zurückkehren. Der Patient selbst erfährt insbesondere infolge des nicht notwendigen Komas eine schnellere Genesung und Mobilisierung (z.b. erste Bewegungsübungen). Durch den flächendeckenden Einsatz dieser Innovation in Deutschland ergibt sich ein Einsparvolumen von 2,3 Mrd. €, bei einem Marktdurchdringungsgrad in Höhe von 30% sind es immerhin 700 Mio. € [Vgl. Anhang 5]. Die activee®-Variante des Membranventilators ermöglicht eine noch bessere Mobilisierung des Patienten (schnellere Heilung, kürzerer Aufenthalt), ist aber in dieser Rechnung noch nicht berücksichtigt.[60]

### 4.3.3 Telemonitoringsystem VitaGuard®

Bei Menschen die unter chronischer Herzschwäche leiden, spielt die tägliche Überwachung körperlicher Parameter (Blutdruck, Blutzucker, Sauerstoffgehalt, EKG, Gewicht etc.) eine wichtige Rolle. Denn je früher mit Gegenmaßnahmen auf Zustandsverschlechterungen reagiert wird, desto geringer sind schädliche Folgen.

Das VitaGuard®-System dient dazu alle wichtigen Vitalparameter täglich von Zuhause aus aufzuzeichnen und zur Auswertung, über eine Internetverbindung an ein telemedizinisches Zentrum zu senden. Dem Patient wird der Weg zum Arzt erspart, sein täglicher Zeitaufwand beträgt gerade einmal fünf Minuten, Krankenhausbesuche werden um ca. 40% reduziert. Eine Studie der KKH hat ergeben, dass sich allein durch die reduzierte Zahl der Krankenhauseinweisungen ein jährliches Einsparvolumen in Höhe von 150 Mio. € ergibt [siehe Anhang 6]. Weitere positive Effekte, beispielsweise infolge frühzeitiger Maßnahmen waren nicht kalkulierbar. Gerade für ländliche Regionen stellt VitaGuard® eine immense Verbesserung der Patientenbetreuung dar. Im Falle eines Befundes kann der Patient, nach Rücksprache mit dem Hausarzt, sofort informiert werden. Zudem kann die Medikamentenaufnahme tagesaktuell angepasst werden.[61]

### 4.4 Zukunft der Medizintechnik

Die Medizintechnik wird auch in Zukunft ein wachsender Markt sein. Die deutsche Bevölkerung legt zunehmend Wert auf Gesundheit, ist aber nur in begrenztem Maße bereit dafür mehr zu zahlen. Dies macht kostensparende Innovationen unabdingbar (market-pull[62]). Gleichzeitig erlauben neue Innovationen ein stetig wachsendes Spektrum an Krankheitsbil-

---

[60] Vgl. TU-Berlin (Hrsg.) (2010), S. 78-86.
[61] Vgl. TU-Berlin (Hrsg.) (2007), S. 66-70.
[62] Der Markt (Kundenbedürfnisse) treibt die Innovationen, vgl. TU-Berlin (Hrsg.) 2007 S. 8.

dern zu behandeln (technology push[63]). Gerade die bereits genannten minimal-invasiven Verfahren ermöglichen es, mehr Eingriffe an immer älteren Patienten vorzunehmen.[64] Dies ist von großer Bedeutung, denn es ist davon auszugehen, dass im Jahre 2050 über 30% der deutschen Bevölkerung älter als 65 Jahre sein wird. Gleichzeitig besteht eine Korrelation zwischen Alter und Multimorbidität (an mehreren Krankheiten gleichzeitig leidend) bzw. zwischen Alter und Krankheitskosten [Vgl. Abb. 4/5].[65] International bieten sich in den Schwellenländern enorme Absatzpotentiale für die MedTech-Branche, da hier die Gesundheitsversorgung erst im Aufbau ist. Gleichzeitig wird sie sich aber auch gegen die ausländische Konkurrenz behaupten müssen. Ebenfalls herausfordernd wird es sein, die Ängste der öffentlichen Hand vor teuren Innovationen zu überwinden.[66]

**Abbildung 4: jährliche Krankheitskosten je Einwohner (2008)**

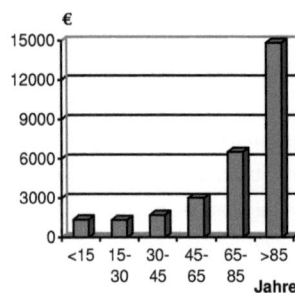

**Abbildung 5: Bevölkerungsentwicklung Deutschland nach Altersklassen**

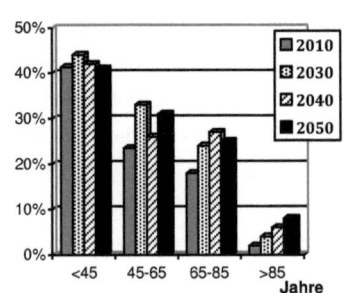

Quelle: Eigene Darstellung, Daten entnommen aus Statistisches Bundesamt (Hrsg.) (2010)

Quelle: Eigene Darstellung, Daten entnommen aus Statistisches Bundesamt (Hrsg.) (2011b)

# 5 Schlussbetrachtung

Die Medizintechnik-Branche ist hochinnovativ und zugleich ein wirtschaftlicher Wachstumsmotor. Sie bietet der Menschheit einen Nutzengewinn in Form von Einsparpotential einerseits und vor allem einer Steigerung der Lebensqualität andererseits. Wenngleich ihre Ursprünge weit zurück in die Geschichte der Menschheit reichen, hatte sie ihre größten Erfolge erst seit dem letzten Jahrhundert. Zahlreiche Erfindungen ermöglichen es immer mehr

---

[63] Unternehmensseitiger (durch neue Forschungsleistungen) angetriebener Innovationsdruck, Vgl. TU-Berlin (Hrsg.) 2007 S. 8.
[64] Vgl. BVMed (Hrsg.) (2011b), S. 4.
[65] Vgl. Rüth (2007), S. 95.
[66] Vgl. F.A.Z. (2011), S. 1; F.A.Z. (2010), S.1.

Krankheiten immer besser zu behandeln. Gleichzeitig deuten die aktuellen Innovationen deutlich, dass sich der Fortschritt in Zukunft vermutlich noch rasanter beschleunigen wird. Demographische Entwicklungen und der globale Aufstieg der Schwellenländer bieten der Medizintechnik noch viel Wachstumspotential. Ausländische Konkurrenz, die ebenso aus den Schwellenländern zu erwarten ist, werden die deutsche MedTech-Industrie aber ebenso vor Herausforderungen stellen, wie der wachsende Kosten- und Konkurrenzdruck im Inland. Dieser ist aber sowohl volkswirtschaftlich als auch aus Patientensicht positiv zu sehen, da er Anbieter gebietet Innovationen mit einem tatsächlichen Kosten-Nutzen-Vorteil hervorzubringen. Bewertungen dieses Fortschritts sind allerdings nur dann sinnvoll, wenn keine kurzfristige Orientierung im Vordergrund steht.

Die MedTech Branchenvertreter stellen gerne die Lebensqualität der Menschen in den Vordergrund. Hier sind aber auch kritische Ansichten anzubringen. Hat die Medizintechnikbranche wirklich ein Eigeninteresse, die Menschheit von allen Krankheiten zu heilen? Wie jede Branche möchte sie nicht nur innovativ sein, sondern langfristig hohe Gewinne erzielen. Es scheint offensichtlich, dass sich – ebenso wie in der Pharmabranche – höhere Einnahmen mit geringem Risiko durch Behandlung von chronischen Krankheiten erzielen lassen. In diesem Sinne ist zu wünschen, dass auch in Zukunft ein starker Wettbewerb derartige Tendenzen unterbindet. Intensiver Wettbewerb kann aber auch zu einer Fokussierung auf „Massenkrankheiten" führen. Staatliche Fördermaßnahmen wären dann nötig, damit auch Patientengruppen mit weniger häufigen Krankheitsbildern Chancen auf bessere Behandlung haben können.

Für die Zukunft müssen viele weitere, vor allem ethische Fragen beantwortet werden. Eine sensible Frage ist, ob es Sinn hat Medizintechnik bei stetig älteren Menschen einzusetzen, also Leben zum Preis hoher Folgekosten zu erhalten. Ebenso ist in Anbetracht generell steigender Kosten im Gesundheitswesen fraglich, wer sich den Zugang zu den neuesten „Heilungstechnologien" leisten kann. Kritischerweise ist anzumerken, dass das zur Verfügung stehende Datenmaterial zu einem großen Teil von medizintechnischen Verbänden stammt. Vielleicht ergäbe sich andernfalls ein weniger positives Bild hinsichtlich des ökonomischen Nutzens medizintechnischer Innovationen. Kritisch betrachtet werden muss auch, dass die MedTech-Branche bei aller Innovationskraft, die sie beweist, aufgrund ihres geringen Anteils im Gesundheitswesen nur bedingt in der Lage ist für Kosteneinsparungen zu sorgen.

Für die Zukunft kann das heißen: „Ja Krankheiten sind immer besser heilbar, ja wir stehen am Anfang einer medizintechnischen Revolution, aber wer wird davon profitierten?"

# Literaturverzeichnis

3M Deutschland GmbH (Hrsg.) (2011): in 3M-Shop (WWW-Seite, Stand 2011) Zugriff 20.04.11, 13:58 MEZ.
http://3m-shop.de/de/Littmann-Stethoskope/Elektronische-Stethoskope/3M-Littmann-Elektronisches-Stethoskop-Modell-3200

Bley, Horst (1994): Kompendium Medizin und Technik, Grundlagen und Anwendungen Elektrophysiologie, Elektromedizin, Elektrotherapie, Bildgebende Verfahren, Labordiagnostik, Informatik, Sicherheitsaspekte in Praxis und Klinik. Gräfeling: Forum-Medizin

BMBF (Hrsg.) (2005), in Bundesministerium für Bildung und Forschung (PDF-Dokument, Stand 2005), Zugriff 20.04.11, 16:17 MEZ.
http://www.bmbf.de/pub/situation_medizintechnik_in_deutschland.pdf

BMWi (2011), in Bundesministerium für Wirtschaft (PDF-Dokument, Stand 24.02.2011), Zugriff: 20.04.11, 16:30 MEZ.

Bullinger, Hans-Jörg (2009), Medizintechnik der Zukunft, Applikationen von Schlüsseltechnologien in Zukunft-Medizintechnik (PDF-Dokument, Stand 2009), Zugriff 20.04.11, 14:30 MEZ.
http://www.zukunft-medizintechnik.de/vortraege/

BVMed (2006) Trends in der Medizintechnologie, in BVMed (PDF-Dokument, Stand 11.2004) Zugriff 20.04.11, 16:15 MEZ.
http://www.bvmed.de/publikationen/Aufsaetze/article/Trends_in_der_Medizintechnologie.html?language=1

BVMed (2011a) Branchenbericht Med-Tech, in BVMed (PDF-Dokument, Stand 23.03.11) Zugriff 27.03.11, 11:16 MEZ.
http://www.bvmed.de/publikationen/Aufsaetze/

BVMed (2011b) Branchenbericht Med-Tech, in BVMed (PDF-Dokument, Stand 11.04.11) Zugriff 20.04.11, 16:15 MEZ.
http://www.bvmed.de/publikationen/Aufsaetze/

BVMed (Hrsg.) (2004), Geschichte und Trends in der Medizintechnologie, in BVMed (PDF-Dokument, Stand 11.2004) Zugriff 20.04.11, 16:15 MEZ.
http://www.bvmed.de/publikationen/geschichte_medizintechnologie/

Cepton Strategies (Hrsg.) (2007a), Nutzen durch Innovation, in BVMed (PDF-Dokument, Stand 03.2007), Zugriff 20.04.11, 16:35 MEZ.
http://www.bvmed.de/publikationen/Studien/

Cepton Strategies (Hrsg.) (2007b), Nutzen durch Innovation, in Cepton (PDF-Dokument, Stand 23.03.2007), Zugriff 20.04.11, 16:35 MEZ.
http://www.cepton.de/studien/nutzen-durch-innovation/

Deckers, Ralf; Heinemann Gerd (2008): Trends erkennen – Zukunft gestalten. Vom Zukunftswissen zum Markerfolg. Göttingen: Business Village

Europäisches Patentamt (Hrsg.) (2010): Fakten und Zahlen 2010, in EPO, (PDF-Dokument, Stand 2010) Zugriff: 18.04.11, 16:15 MEZ.
http://documents.epo.org/projects/babylon/eponet.nsf/0/9aa463140d20776bc125771a00567f4d/$FILE/epo_facts_and_figures_2010_de.pdf

F.A.Z. (2010), Mit Forschung an die Weltspitze, in FAZ.net (WWW-Seite, Stand 02.02.2010) Zugriff 23.04.11, 23:18 MEZ.
http://www.faz.net/s/Rub0E9EEF84AC1E4A389A8DC6C23161FE44/Doc~E7822139D274D4CC5B8CBD2D122F3FC41~ATpl~Ecommon~Scontent.html

F.A.Z. (2011), In der Medizintechnik herrscht Zuversicht, in FAZ.net (WWW-Seite, Stand 05.01.2011) Zugriff 23.04.11, 22:14 MEZ.
http://www.faz.net/s/RubC9401175958F4DE28E143E68888825F6/Doc~E3A5419FC3F6F4D27B55E737C15C55607~ATpl~Ecommon~Scontent.html

Fischer, Robert; Tragl, Karl-Heinz (Hrsg.)(2000): Qualitätssicherung in der Medizin. Beitrage zu Theorie und Praxis in Österreich. 1. Auflage. Wien: ÖAK

Hauschildt jürgen (1997): Innovationsmanagement. 2.Auflage. München: Vahlen

Henke, Karl-Dirk; Reimers, Lutz (2006), Zum Einfluss von Demographie und medizinisch-technischem Fortschritt auf die Gesundheitsausgaben, in Technische Universität Berlin (PDF-Dokument, Stand 2006) Zugriff 20.04.11, 16:56 MEZ.
www.ww.tu-berlin.de/diskussionspapiere/2006/dp08-2006.pdf

Hornschild Kurt, Raab, Stephan, Weiß, Jörg-Peter (2005): Die Medizintechnik am Standort Deutschland. Chancen und Risiken durch technologische Innovationen, Auswirkungen auf und durch das national Gesundheitssystem sowie potenzielle Wachstumsmärkte im Ausland. Berlin

Kraft, Marc (2009), Treiber und Hemmnisse innovativer Medizintechnik mit Einspareffekten im Gesundheitswesen, in Einsparpotential Medizintechnik (PDF-Dokument, Stand 2009), Zugriff 20.04.11, 14:20 MEZ.
http://www.einsparpotenzial-medizintechnik.de/downloads/index.php

Krüger-Brand, Heike E. (2008), Medizintechnik: Schwierige Finanzierung von Innovationen, in Ärzteblatt (2008) (WWW-Seite, Stand 2008), Zugriff 20.04.11, 14:15 MEZ.
http://www.aerzteblatt.de/archiv/60974/

Langenscheidt KG, Duden (Hrsg.) (2011): Duden Deutsches Universalwörterbuch, in Langenscheidt-Online (WWW-Seite, Stand 2011) Zugriff 19.04.11 10:58 MEZ.
http://services.langenscheidt.de/bsb/

Linder, Hans G.; Tietz, Volker (2008). Das große Börsenlexikon. Börsenwissen von A-Z. 1.Auflage. München: Finanzbuchverlag

MDI (Hrsg.) (2007), Mehr Einsparpotenzial bitte! Drei Große Trends bestimmen die Zukunft der Medizintechnik (PDF-Dokument, Stand 2007), Zugriff: 20.04.11, 14:26 MEZ.
http://www.md-institute.com/cms/marc-kraft-im-gespraech.html

Meyer, Dirk (1993): Technischer Fortschritt im Gesundheitswesen. Eine Analyse der Anreiz-strukturen aus ordnungstheoretischer Sicht. Auflage. Tübingen: Mohr

Partisch, Christoph (2006): Die deutsche Medizintechnik – eine kerngesunde Wachstums-branche?, in Group Economics Allianz (PDF-Dokument, Stand 16.11.06) Zugriff 19.04.11, 20:54 MEZ.
http://www.group-economics.allianz.com/de/publikationen/working_papers/branchen/medizin.html

Reimers, Lutz (2009): Medizinsch-technischer Fortschritt. Theoretische Grundlagen, Rege-lungsbereiche, Finanzierung und Vergütung. 1. Auflage. Baden-Baden: Nomos.

Richter, Vivien E. (2008): Der Einbezug von Kunden in den Innovationsprozess. Eine Unter-suchung am Beispiel der Branche Medizintechnik unter Berücksichtigung der Informa-tionsökonomie. 1. Auflage. Hamburg: Kovac

Rüth-Schmitt, Stephanie; Esslinger, Susanne A.; Schöffski Oliver (2007): Der Markt für Me-dizintechnik. Analyse der Entwicklungen im Wandel der Zeit. Auflage 1. Burgdorf: HERZ

Schmidt, Robert F.; Unsicker Klaus (2003): Lehrbuch Vorklinik. 1. Auflage. Köln: Deutscher Ärzte-Verlag

Schneider, A. (2010), Branchenreport 2010/2, in Genios Branchen Wissen, WISO (PDF-Dokument, Stand 16.11.10) Zugriff 21.04.11, 10:44 MEZ.
http://www.wiso-net.de/webcgi?START=
A60&DOKV_DB=BRAW&DOKV_NO=r_pha_20101116&DOKV_HS=0&PP=1

Schulenberg, J.-M. Graf v. d. (2007): HTA bei Medizinprodukten, in BVMed (PDF-Dokument, Stand 06.2007) Zugriff 20.04.11, 17:01 MEZ.
http://www.bvmed.de/stepone/data/downloads/df/b6/00/HTA_Medizinprodukte_200607.pdf

Spectaris (Hrsg.) (2010), Branchenbericht 2010, in Spectaris (PDF-Dokument, Stand 2011), Zugriff 20.04.11, 17:06 MEZ.
http://www.spectaris.de/spectaris-infoletter/aeltere-ausgabe/092010/brennpunkt/neuer-spectaris-branchenbericht-erschienen.html

Spiegel Online GmbH (Hrsg.) (2008): Trepanation der Inka, in Spiegel-Online (WWW-Seite, Stand 15.08.2011) Zugriff 19.04.11, 15:50 MEZ.
http://www.spiegel.de/fotostrecke/fotostrecke-31485-3.html

Stanschus, Sönke (Hrsg.) (2006): Rehabilitation von Dysphagien. 1. Auflage. Idstein: Schulz Kirchner.

Statistisches Bundesamt (Hrsg.) (2010): Krankheitskosten je Einwohner, in Gesundheitsbe-richterstattung des Bundes, (WWW-Seite, Stand: 18.04.2011) Zugriff: 18.04.11, 22:21 MEZ.
http://www.gbe-bund.de/oowa921-
in-
stall/servlet/oowa/aw92/dboowasys921.xwdevkit/xwd_init?gbe.isgbetol/xs_start_neu/&p_aid=
3&p_aid=59677522&nummer=557&p_sprache=D&p_indsp=-&p_aid=28802241

Statistisches Bundesamt (Hrsg.) (2011a): Definition Krankheit, in Gesundheitsberichterstattung des Bundes, (WWW-Seite, Stand: 15.04.11) Zugriff: 15.04.11, 14:34 MEZ.
http://www.gbe-
bund.de/gbe10/abrechnung.prc_abr_test_logon?p_uid=gastg&p_aid=&p_knoten=FID&p_spr
ache=D&p_suchstring=9404::Innere%20Krankheiten,%20Innere-Krankheit

Statistisches Bundesamt (Hrsg.) (2011b): 12. Koordinierte Bevölkerungsvorausberechnung, in Destatis (WWW-Seite, Stand 18.04.2011) Zugriff 18.04.11, 23:10 MEZ.
http://www.destatis.de/bevoelkerungspyramide/

TU-Berlin (Hrsg.) (2006), Das Einsparpotenzial innovativer Medizintechnik im Gesundheitswesen 2006, in Einsparpotential Medizintechnik (PDF-Dokument, Stand 2006), Zugriff 20.04.11, 13.32 MEZ.
http://www.einsparpotenzial-medizintechnik.de/downloads/index.php

TU-Berlin (Hrsg.) (2007), Das Einsparpotenzial innovativer Medizintechnik im Gesundheitswesen 2007, in Einsparpotential Medizintechnik (PDF-Dokument, Stand 2007), Zugriff 20.04.11, 13.32 MEZ.
http://www.einsparpotenzial-medizintechnik.de/downloads/index.php

TU-Berlin (Hrsg.) (2010), Das Einsparpotenzial innovativer Medizintechnik im Gesundheitswesen 2010, in Einsparpotential Medizintechnik (PDF-Dokument, Stand 2010), Zugriff 20.04.11, 13.32 MEZ.
http://www.einsparpotenzial-medizintechnik.de/downloads/index.php

Weikl-Leunissen, Miriam (2010), Medizintechnik-Trends, in EuE24.net (, (PDF-Dokument, Stand 03.2010) Zugriff: 20.04.11, 16:50 MEZ.
http://www.eue24.net/pi/index.php?StoryID=253&articleID=170405

# Anhang

## Anhang 1:

Tabelle 2: Medizintechnik nach Produktgruppen

| Produktgruppe | Anteil an med. Produkten gesamt 2004, in % |
|---|---|
| Textilien und Produkte aus Kautschuk für med. Bedarf | 0,79 |
| Verbandsmaterial | 2,34 |
| Diagnostika und Reagenzien | 10,65 |
| Bildgebende Röntgenverfahren und Strahlentherapie | 15,38 |
| Weitere Elektrodiagnosgeräte und-systeme | 8,03 |
| Therapiesysteme | 7,13 |
| Chirurgische Geräte und Systeme, Spritzen, Nadeln, Katheter | 6,28 |
| Sonstige med. Geräte und Vorrichtungen | 12,87 |
| Implantate und Prothesen | 7,84 |
| Zahnärztliche Materialien, Geräte und Systeme | 15,33 |
| Ophthalmologische Geräte und Systeme | 5,12 |
| Orthopädische Hilfen, Geräte, Fahrzeuge für Gehbehinderte | 5,54 |
| Besondere Klinik- und Arztpraxeneinrichtungen | 2,71 |

Quelle: Eigene Darstellung in Anlehnung an Hornschild et al. (2005): S. 11.

## Anhang 2:

Abbildung 6: Schädelöffnungen der Inka

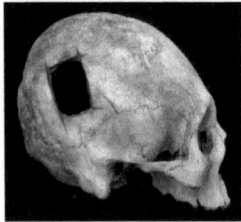 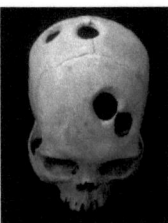

Die runden Löcher sind ein Indiz für die Heilung der Wunde und zeugen davon, dass die chirurgischen Eingriffe auch überlebt wurden.

Quelle: Spiegel Online GmbH (Hrsg.) (2008)

Abbildung 7: historisches Stethoskop 19. Jahrhundert

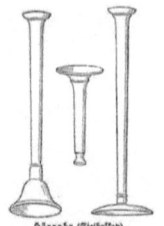

Quelle: Rüth (2007), S.15.

Abbildung 8: Modernes elektronisches Stethoskop

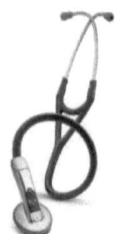

Quelle: 3M (Hrsg.) (2011)

## Anhang 3

Die Gesamtkosten ambulanter Operationen nehmen zu, lösen aber teurere stationäre Behandlungen ab. Seit 1993 sind auch Krankenhäuser zur ambulanten Operation zugelassen

**Abbildung 9: Ausgaben für ambulante Operationen (GKV)**

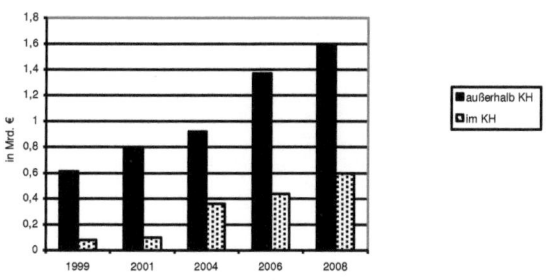

Quelle: Eigene Darstellung, in Anlehnung an BMWi (Hrsg.) (2011), S.111 / BMG

## Anhang 4: DES Stents

**Abbildung 10: Wirkungsweise DES-Stents**

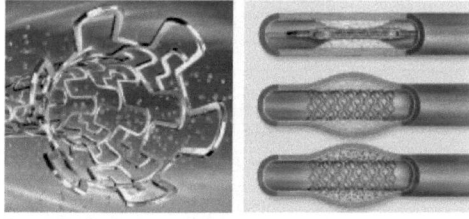

Quelle: TU-Berlin (Hrsg.) (2006), S. 24.

**Abbildung 11: Vergleich direkte Folgekosten BMS / DES**

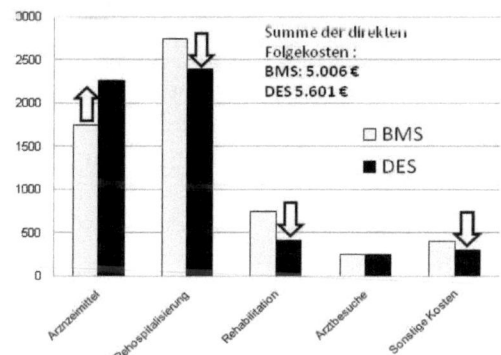

Quelle: Eigene Darstellung in Anlehnung an Cepton (Hrsg.) (2007a), S. 34.

X

# Anhang 5

**Abbildung 12: iLA-Membranventilator®**

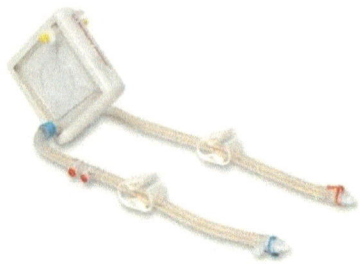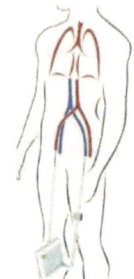

Quelle: TU-Berlin (Hrsg.) (2010), S. 78.

**Tabelle 3: Kosteneinsparpotential iLA-Membranventilator**

### 1. Effekt bei Behandlung von akuten Lungenversagen und akuten Exazerbationen chronischer Lungenkrankheiten

| | iLA® Membran-ventilator, in € | Mechanische Beatmung, in € |
|---|---|---|
| Besondere Materialkosten | 4.453 | |
| Ø allg. sonstige Behandlungskosten | 6.500 | |
| Ø Kosten mechanische Beatmung | | 17.461 |
| Kosten für ventilatorassoziierte Pneumonien | | 5.600 |
| Gesamtkosten I pro Patient I | 10.953 | 23.061 |
| **Jährliche Kosten nach Erkrankung (relevante Inzidenz x Gesamtkosten I pro Patient I** | | |
| ALI/ARDS/Sepsis (58.308 r.l.) | 638.647.524 | 1.344.640788 |
| Weaningversagen (55.630 r.l.) | 609.315.390 | 641.441.715 |
| Thoracic & Transplant Surgery (39.960 r.l.) | 437.681.880 | 921.517.560 |
| Acute Thoracic Events/Trauma (20.000 r.l.) | 219.060.00 | 461.220.000 |
| Exazerbierte COPD (26.900 r.l.) | 294.635.700 | 620.340.900 |
| **Jährliche Gesamtkosten I** | **2.199.340.494** | **3.989160.963** |
| **Jährliches Einsparpotential I** | | **1.789.820.469** |
| | | |
| **2. Effekt bei Behandlung von schweren chronischen Lungenversagen** | | |
| Besondere Materialkosten | 4.453 | |
| Ø allg. sonstige Behandlungskosten | 6.500 | |
| Kosten für ventilatorassoziierte Pneumonie | | 110.800 |
| Gesamtkosten pro Patient II | 10.953 | 110.800 |
| Jährliche Behandlungskosten bei chronisch Lungenkranken mit Potenzial zur Vermeidung der Heimbeatmung (5.330 relevante Inzidenz x Gesamtkosten II pro Patient) | 58.379.490 | 590.564.000 |
| Jährliche Gesamtkosten II | 58.379.490 | 590.564.000 |
| Jährliches Einsparpotenzial II | | 532.184.510 |
| **Gesamteffekt** | | |
| **Jährliche Gesamtkosten I-II** | **2.257.719.984** | **4.579.724963** |
| **Jährliches Einsparpotenzial I-II** | | **2.322.004.979** |
| **Annahme: 30 % Marktdurchdringungsgrad** | | **696.601.494** |

Quelle: Eigene Darstellung in Anlehnung an TU-Berlin (Hrsg.) (2010), S. 85.

# Anhang 6

**Abbildung 13: VitaGuard® telemedizinisches Überwachungssystem**

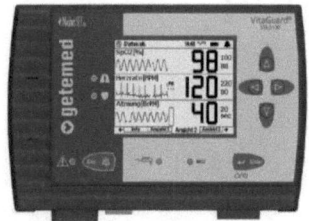

Quelle: TU-Berlin (Hrsg.) (2007), S.66.

**Tabelle 4: Kosteneinsparung durch VitaGuard**

|  | Ohne Telemonitoring | Mit Telemonitoring |
|---|---|---|
| Anzahl Patienten | 79.861 | 79.861 |
| Ø Einweisungen / Patient | 3,4 | 2,0 |
| Anzahl Einweisungen | 271.526 | 159.721 |
| Kosten / Einweisung | ≈3400 | ≈3400 |
| Kosten telemediz. Dienstleistung / Jahr |  | ≈2800 |
| Gesamtkosten / Jahr | 920.000.000 | 770.000.000 |
| **Gesamtspareffekt** |  | **150.000.000** |

Quelle: Eigene Darstellung in Anlehnung an TU-Berlin (Hrsg.) (2007), S. 69.

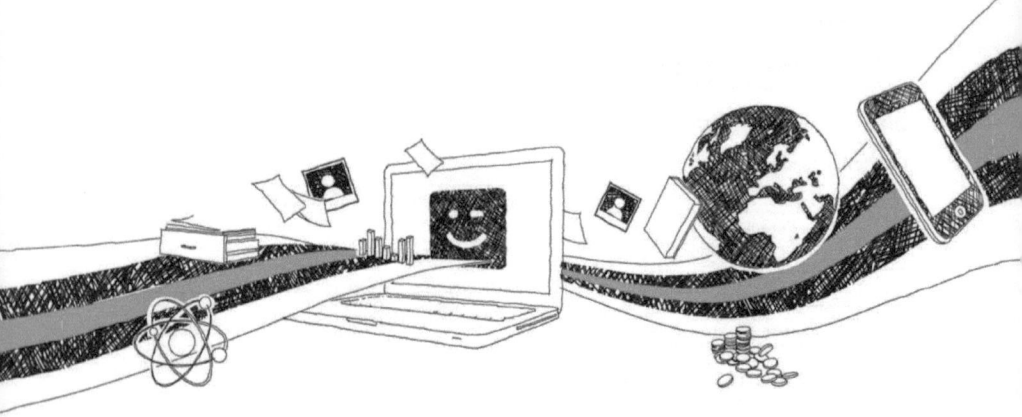
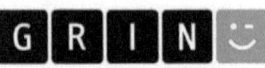